AF346330

DE L'ÉPILEPSIE.

LEÇONS CLINIQUES FAITES A L'HOTEL-DIEU

PAR M. TROUSSEAU,

PROFESSEUR A LA FACULTÉ DE MÉDECINE DE PARIS,

MÉDECIN DE L'HÔTEL-DIEU,

OFFICIER DE LA LEGION D'HONNEUR, ETC., ETC.;

RECUEILLIES, RÉDIGÉES ET PUBLIÉES

PAR

H. LEGRAND DU SAULLE,

Ancien interne de la Maison Impériale de Charenton.

BIBLIOTHÈQUE IMPÉRIALE IMPR.

PARIS,

AUX PRINCIPALES LIBRAIRIES MÉDICALES.

1855

DE L'ÉPILEPSIE.

Messieurs,

L'épilepsie est une maladie très anciennement connue, et cependant c'est une de celles que l'on définit le moins bien.

Jusqu'à nos jours, rien de saillant n'a été rapporté par les auteurs sur ce terrible mal, et, pour être convenablement édifié sur la nature de l'épilepsie, il faut arriver jusqu'en 1825, époque à laquelle M. Calmeil (de Charenton) soutint à la Faculté de Paris sa thèse si remarquable.

Elève de M. Rostan à l'hospice de la Salpêtrière , M. Calmeil, avec une rare persévérance et un judicieux coup d'œil , avait vécu pendant un an dans les dortoirs d'épileptiques et avait ainsi observé plusieurs milliers d'attaques. Sa thèse , que je vous engage tous à consulter à la bibliothèque de la Faculté , n'a guère que douze ou quatorze pages : c'est un petit chef-d'œuvre.

Plusieurs noms ont été donnés dans l'antiquité à l'épilepsie ; c'est ainsi qu'on l'a tour à tour appelée *morbus comitialis* (1), *morbus sacer* (2), *morbus herculeus* (3) , et l'on caractérisait par ces mots la *grande attaque*, l'attaque franche d'épilepsie s'accompagnant d'un cri au moment de la chute, de la projection à terre du malade, de convulsions rapides et violentes , d'un coma profond pendant quelques instants. C'est là en effet sa forme la plus grossière , la plus commune.

Une attaque d'épilepsie ne peut être simulée que par un très habile médecin. Esquirol pensait qu'elle ne pouvait jamais l'être. A ce sujet, voici ce qui est arrivé à la maison de Charenton : Esquirol, après sa visite, avait l'habitude de se retirer avec ses élèves

---

(1) Pline. — (2) Celse. — (3) Arétée.

dans une salle dite de conférences : là, tout en assistant au déjeuner de notre maître, nous avions avec lui des entretiens familiers et agréables sur les maladies mentales. Un jour, M. Calmeil fut pris dans l'une de nos réunions d'une violente attaque ; il tomba sur le tapis et eut des convulsions présentant un caractère très grave. Esquirol, qui l'avait observé avec sollicitude, se retourna près de moi et me dit : « Le pauvre garçon, il est épileptique ! » A ' peine avait-il achevé ces mots que M. Calmeil, se relevant brusquement, a la droit à Esquirol, et le regardant en riant : « Vous voyez bien, » mon maître, que l'on peut simuler une attaque d'épilepsie. »

Au moment où un épileptique tombe, il est d'une pâleur cadavérique ; la face ne s'injecte que quelques secondes après. Ce fait, d'une importance capitale, avait échappé à Esquirol.

L'épileptique a toujours un côté du corps frappé *seul*, ou un côté frappé d'une façon prédominante ; aussi la convulsion est-elle prédominante d'un côté.

Dans le premier temps de la convulsion, c'est-à-dire dans le stade tonique, les muscles sont dans la contracture ; le pouce se place dans la paume de la main, les doigts se ferment, et le bras (supposons que ce soit le bras droit) décrit des mouvements de rotation continuelle qui parfois vont jusqu'à la luxation. Le muscle sterno-cléido-mastoïdien se convulsant du même côté, il arrive alors que la tête est très visiblement inclinée du côté opposé ; du côté gauche par conséquent.

Les muscles de la face, convulsés violemment, font dévier les commissures des lèvres et des yeux du côté où existe la prédominance, ce qui produit d'horribles grimaces.

La respiration est entièrement suspendue ; le pouls est petit, accéléré ; la poitrine, d'une roideur tétanique, est immobile. Mais à peine quelques secondes se sont-elles écoulées que la face devient très rouge, que les veines du cou se gonflent, et que très souvent en ce moment il y a émission involontaire de l'urine, du sperme et des fèces.

Tantôt les arcades dentaires sont extraordinairement serrées l'une contre l'autre ; tantôt la bouche reste entr'ouverte et laisse sortir la langue, si souvent déchirée et coupée dans ces crises, que les morsures constituent un signe diagnostique d'une grande valeur.

La contraction tonique dure de dix à soixante secondes, puis survient le second temps, ou stade clonique, dans lequel les muscles sont alternativement contractés et relâchés, dans lequel aussi se reproduisent les mêmes convulsions de la face et des membres, les lacérations de la langue, etc., mais alternativement, je le répète, avec un relâchement musculaire bien marqué. Cette deuxième période se prolonge pendant une minute et demie ou deux minutes, puis le malade, qui est dans un état de résolution complète, dont les lèvres sont baignées d'une salive écumeuse et sanguinolente, pousse un profond soupir, laisse lourdement retomber sa tête sur son oreiller ou sur le sol (selon la place qu'il a occupée dans sa crise), tombe dans l'assoupissement et fait entendre un de ces ronflements identiques à ceux d'un homme ivre.

A cette première attaque en succède souvent au bout de dix minutes une seconde, puis une troisième, et ainsi de suite. Cette complication, si souvent mortelle, a été appelée à Bicêtre et à la Salpêtrière l'*état de mal*.

Dans l'attaque simple ou faible, le carus dure de sept à huit minutes, puis le malade entr'ouvre les yeux, regarde avec anxiété et passe la main sur son front comme pour rappeler à lui la mémoire qui s'échappe. La honte se peint sur ses traits, et il cherche à se dérober aux regards de tous, sans songer à répondre aux personnes qui lui ont porté secours, sans leur adresser un remercîment.

Il arrive quelquefois que les épileptiques, au sortir d'un accès, sont pris d'hallucinations terribles, qu'un véritable délire aigu (délire maniaque) fait brusquement explosion, et qu'alors les malades se livrent à des voies de fait, à des violences sans pareilles. Il n'est pas rare de voir le suicide terminer ces oblitérations transitoires des facultés de l'intelligence.

Enfin, il est des cas où les morsures de la langue occasionnent chez le malade un certain bredouillement, une hésitation toute particulière de la parole. Tenez-vous en garde, messieurs, contre ces signes, et n'allez pas, comme beaucoup de médecins le font assez légèrement, diagnostiquer un commencement de paralysie générale.

Tant que le malade est dans la période convulsive, il est absolument insensible. Présentez-lui du gaz ammoniaque, il ne le sentira pas ; s'il entr'ouvre les paupières, approchez la plus vive lumière, l'œil n'en sera point affecté ; tirez un coup de pistolet le plus près possible de son oreille, il ne l'entendra pas. C'est qu'en effet pendant ses accès l'épileptique vit en dehors du monde extérieur.

Appliquez-vous bien, messieurs, à savoir distinguer le véritable épileptique du faux épileptique.

Le véritable épileptique ne choisit pas le pavé sur lequel sa tête va se heurter ; le plus souvent il est jeté en avant, la face contre terre : aussi lui voyez-vous des coupures à la lèvre, au menton, des ecchymoses aux paupières et très fréquemment un écrasement du nez.

Le faux épileptique, au contraire, tombe dans un lieu d'élection, toujours en arrière et évite soigneusement de faire porter la tête.

L'épilepsie, principalement au début, est une maladie nocturne. Le malade et les personnes qui l'approchent sont ainsi loin de se douter de l'invasion de ce mal affreux.

Lorsque vous serez consultés par un homme qui se sera levé en souffrant de la tête, sur la langue duquel vous observerez quelques éraillures, par un homme qui portera sur le front une myriade de pétéchies grosses comme la moitié d'une tête d'épingle, qui aura quelques taches ecchymotiques sur le blanc de l'œil, si vous pouvez vous assurer encore que son lit a été souillé par de l'urine, portez votre diagnostic, portez-le avec certitude, cet homme est épileptique.

Nous venons de voir que la brièveté de l'attaque était un caractère exclusif à l'épilepsie. Cela est vrai dans tous les cas, même dans l'*état de mal, status epilepticus*, où l'on observe un grand nombre de crises se succédant l'une à l'autre à fort peu d'intervalle, et cela quelquefois pendant quarante-huit heures.

La rapidité, la soudaineté de l'attaque est encore un élément de diagnostic très sûr dans le vertige épileptique, la plus commune

de toutes les variétés d'épilepsie, et en même temps la plus fréquemment méconnue par la presque universalité des médecins.

Citons des exemples.

Un enfant, ayant toute la gaieté de son âge et les apparences de la
meilleure santé , s'arrête brusquement en jouant, ferme les yeux ,
reste immobile, fixe, dans l'attitude où le mal l'a pris; puis, au bout
de sept ou huit secondes et après une longue inspiration , il reprend
ses jeux. D'autres fois, la durée du vertige est bien moindre , et
c'est après être resté deux secondes immobile et les yeux fermés
que l'enfant continue à s'amuser. Les accidents éprouvés par cet
enfant décèlent un indice certain de l'épilepsie ; c'en est une forme
très sérieuse et qui finit par troubler davantage l'intelligence que
la grande attaque elle-même.

— Un adulte jouant aux cartes fait le geste de lancer sa carte
sur le tapis, quand soudain *elle se fige* entre ses doigts. Après quelques secondes d'immobilité et d'occlusion des paupières, il reprend
sa partie.

Au lieu de rester immobile , le malade se dresse quelquefois,
fait d'une marche mal assurée quelques pas dans sa chambre , se
heurte au premier obstacle, puis revient à lui. Dans quelques cas,
des signes plus grossiers, plus évidents que ceux-là se manifestent.
Ainsi vous pouvez entendre très distinctement l'épileptique pro-
noncer quelques paroles sans suite ou bien le même mot un assez
grand nombre de fois, et cela avec une étrange volubilité. Il s'arrête tout à coup , l'attaque est terminée. Quelques circonstances
pourront certainement se présenter où il vous sera facile de con-
stater que pendant les courts instants de sa crise votre malade
n'aura rien vu, rien entendu, rien senti, et qu'il sera resté complétement en dehors des choses extérieures.

Le président d'un tribunal de première instance , homme d'une
intelligence élevée et historiographe des plus distingués , vient un
jour me consulter. Il lui arrivait quelquefois de se lever brusquement de son siége pendant une plaidoirie, d'aller dans la chambre
du conseil, de s'apercevoir de sa méprise et de rentrer bien vite
dans la salle d'audience. Tout cela s'exécutait en une minute ou

en une minute et demie. Suivi une fois, entre autres, par des huissiers, il fut trouvé urinant en pleine salle du conseil.

Je crus de mon devoir d'avertir son beau-père; je le prévins que M. X... était épileptique, que les accidents pouvaient très certainement augmenter d'intensité, et qu'afin de ne point l'exposer à compromettre sa position de magistrat, il valait mieux qu'il donnât de suite sa démission. Il s'y refusa. A peu de temps de là, et un jour qu'il présidait une audience, M. X... se lève, fait quelques pas dans la salle et tient le plus bizarre langage. Le public de rire. Bien qu'il eût prestement regagné son fauteuil et que sans trouble appréciable de l'intelligence il eût continué à diriger les débats, les juges et le procureur du roi le prévinrent avec ménagements qu'il avait donné lieu à une scène de désordre. Il donna sa démission.

M. X... était membre d'une Société d'historiographes qui tenait ses séances à la préfecture de la Seine. Un jour il quitte brusquement la réunion, articule quelques mots inintelligibles, descend l'escalier, traverse rapidement la place de l'Hôtel-de-Ville et arrive sur le quai de Gèvres. Saisi par le froid (c'était en hiver), il s'arrête, s'aperçoit qu'il n'a ni son paletot ni son chapeau et rentre au plus vite à la préfecture. Sa femme, qui veillait sur lui avec la sollicitude la plus tendre et la plus éclairée, me rendait compte de toutes les circonstances qui marquaient les vertiges épileptiques de M. X....

Faisait-il le soir une lecture, elle le voyait s'arrêter à un certain moment, rester sur le dernier vers ou sur le dernier membre de phrase, le répéter avec volubilité, et après quelques secondes, qui avaient suffi pour troubler l'expression ordinaire de sa physionomie, il reprenait son livre.

— Je connais à Paris un architecte qui est pris quelquefois d'un vertige épileptique en visitant des constructions. Il a assez de fermeté pour se diriger sur des échafaudages sans tomber, bien qu'il accélère sensiblement sa marche. Il prononce alors huit, dix ou douze fois son nom, et s'aperçoit à l'anxiété des ouvriers qui l'environnent qu'il vient d'avoir une crise.

— J'ai été appelé en consultation, il y a quelques années, pour un enfant âgé de huit ans que l'on me déclara atteint d'une gastrite. Le père me raconta que plusieurs fois par semaine et souvent plusieurs fois par jour le petit malade était pris d'un hoquet qui pouvait durer environ quarante-cinq secondes, pendant lesquelles l'enfant était d'une pâleur livide, et qu'à la suite de ce hoquet il survenait un peu de céphalalgie et même d'hébétude, toutes choses attribuées au mal d'estomac. Dans la consultation, je dis que l'enfant était atteint du *mal comitial.* Après s'être renseigné sur la signification de ces deux mots, le père vint me trouver et se montra presque insolent vis-à-vis de moi. Je ne l'en priai pas moins cependant d'apporter une scrupuleuse attention à la maladie de son fils, que je déclarai de nouveau être une forme d'épilepsie. De nouvelles consultations furent provoquées, auxquelles prirent part des confrères très distingués cependant, mais moins aptes peut-être que moi à discerner tout ce qui est du domaine de l'épilepsie. Cette fois encore une maladie d'estomac expliqua tout; mais un an après, l'épilepsie ayant progressé, je vis revenir le père. Depuis trois ans, je traite cet enfant; les accès sont réduits presque à rien.

Aura epileptica. — On entend par *aura epileptica* une sensation partant d'un point du corps et remontant comme un courant d'air, comme une vapeur, de ce point du corps vers la tête. Tantôt cette sensation s'accompagne de douleur, tantôt d'un simple fourmillement, comme chez le malade, par exemple, qui est couché au nº 10 de notre salle Sainte-Agnès. Souvent la brusque invasion de l'*aura* est marquée par une petite secousse convulsive, momentanée, fugace, qui dans certains cas constitue l'intégralité de l'attaque, et qui dans d'autres est le prélude de la grande attaque. Quand il s'agit de la grande attaque, l'*aura epileptica* commence habituellement par envahir le pouce, qui se place alors dans l'adduction, puis tout le bras frémit, et le malade tombe soudainement frappé et comme foudroyé. Notre malade du nº 10 éprouve tout d'abord une contraction convulsive dans la jambe, puis bientôt dans le côté, dans le bras, dans le visage, et alors il perd connaissance et tombe, mais toujours unilatéralement frappé. Chez cet homme nous pouvons tout observer, depuis le vertige jusqu'à la grande attaque. « Quand je sens, nous dit-il, que le frémissement

» me vient par le pied, je me serre fortement la cuisse au-dessus
» du genou, et cela ne va pas au delà. » Cela est vrai , et les malades le savent en général si bien qu'ils parviennent souvent à en-
rayer la marche de l'*aura epileptica* par la compression.

J'ai dit que l'*aura* s'accompagnait la plupart du temps d'un simple fourmillement (rien ne ressemble plus en effet à une course de
fourmis sous la peau) que les malades comparent à l'engourdisse-
ment d'un membre que l'on a laissé immobile dans une fausse position ; mais quelquefois c'est par un sentiment de suffocation
cardiaque que l'on est averti de la présence de l'aura.

Il arrive à un médecin d'être consulté , dans le cours de sa car-
rière, pour une *maladie du cœur*, disent les malades. Ils éprouvent
une violente palpitation , la pâleur est sur leurs traits; *ils ont presque failli tomber , ils croyaient mourir.* Mais dans la palpitation de
cœur le malade a conscience de ce qu'il ressent , tandis que dans
la palpitation épileptique ce n'est plus du tout cela. Si vous pouvez
suivre les malades qui vous auront demandé des conseils pour des
maladies de cœur comme celles-là, vous ne tarderez pas à appren-
dre qu'ils éprouvent des attaques nocturnes, etc..

Quelle influence le vertige peut-il exercer sur l'intelligence et
sur le caractère du malade ? Après la grande attaque, je vous ai dit
que l'épileptique se livrait souvent à mille extravagances, devenait
dangereux pour les autres et nuisible à lui-même; ce n'est plus
du tout cela que nous observons ici. A la suite du vertige, les individus conservent pendant quinze , vingt ou trente minutes des
troubles notables de l'intelligence; ils ont la tête lourde, embarras-
sée, leurs idées sont confuses. Si léger que soit le vertige , et je
vous en ai cité de très légers , il apporte des troubles dans les manifestations du cerveau , non-seulement pendant l'attaque , mais
encore après elle.

A la suite de spasmes , d'accidents nerveux , il peut bien exister
de la fatigue , du brisement des membres , mais l'intelligence est
saine. Déjà , chez la femme hystérique dont la mémoire chancelle
après l'accès, il y a un *trouble relatif* des facultés.

Le vertige constitue-t-il une forme unique d'épilepsie ? Non ;
car un malade vivra dix ans , quinze ans avec des attaques seule-

ment vertigineuses, et un jour viendra où de grandes attaques alterneront d'abord avec les vertiges, puis où elles se succéderont à fort peu d'intervalles.

PHÉNOMÈNES HYSTÉRIQUES. — Je suppose que vous rencontriez une première jeune fille atteinte de très légers vertiges à peine d'une durée de trois secondes, puis une deuxième jeune fille se roulant à terre en différents sens, poussant des cris, cassant et brisant tous les objets qui lui tombent sous la main, ayant *besoin* d'être contenue par quatre, cinq et même six personnes (des hommes de préférence), il vous semblera, au premier abord, que l'une a fort peu de chose et que l'autre est très malade. Détrompez-vous ; dans le premier cas, c'est un chien qui mord sans aboyer, et dans le second, un chien qui aboie sans mordre.

L'attaque hystérique ordinairement a des précédents. En effet, les malades éprouvent un sentiment de suffocation, de plénitude vers l'estomac, un agacement nerveux indéfinissable, et toutes ou presque toutes accusent l'existence d'une boule qui leur monterait à la gorge. L'attaque survenant, vous observez des mouvements désordonnés. Les deux côtés du corps sont convulsés dans l'accès hystérique ; vous savez, au contraire, qu'il y a presque toujours convulsion unilatérale chez l'épileptique.

L'hystérique a des convulsions très énergiques ; il lui faut de la place pour se débattre, et il y a, en somme, beaucoup de bruit, beaucoup de besogne pour fort peu de danger. L'épileptique est un malade plus paisible, qui reste là où il tombe. Si par malheur c'est dans le feu, il brûle et passe même à l'état de charbon, comme cela s'est vu. Et puis, ce cas exceptionnel à part, sa crise dure une minute ou une minute et demie, tandis que l'hystérique, *choisissant un peu ses places*, ne tombe pas dans le feu et se roule à terre pendant un temps assez long.

ÉCLAMPSIE. — L'éclampsie est l'épilepsie sans retour ; l'épilepsie est l'éclampsie avec retour. L'attaque d'éclampsie est identique en tous points à l'attaque d'épilepsie, et cependant il y a entre ces deux maladies une différence capitale. L'éclampsie est épileptiforme et ne dure pas, l'épilepsie est éclampsiforme et dure toujours. Voyez une femme en couches prise d'une attaque d'éclampsie avant ou pendant le travail : elle pousse un cri, renverse la tête, tord ses membres; sa bouche est entr'ouverte et distordue, la face se congestionne, les veines du cou se gonflent en nœuds, puis les convulsions cessent, la langue est lacérée, etc. N'est-ce pas une véritable attaque d'épilepsie? Une heure ou deux heures après de nouvelles attaques surviennent, les accès se répètent, se rapprochent, et la malade meurt, comme meurt l'épileptique, dans l'*état de mal*.

Chez les enfants, on observe fréquemment des convulsions éclampsiformes, et on les a regardées comme symptomatiques de la rougeole, de la variole et de la scarlatine; je crois bien que c'est peut-être un peu à tort. Néanmoins, au début d'une rougeole, l'enfant a une légère convulsion précédée d'un petit cri et du renversement de sa tête, puis une minute après il revient à lui et prend le sein de sa nourrice comme auparavant. Ces convulsions-là s'arrêtent d'elles-mêmes, sans le secours de l'art, et malheur à vous si vous le faites intervenir, car le plus souvent l'enfant mourra. Si cet état se reproduit, il arrive alors ce que les nourrices appellent les *convulsions internes* : l'enfant est haletant, ferme les yeux, puis les rouvre, fait entendre un petit râle guttural, rougit et se rendort. C'est un vertige épileptique. Quelquefois on a observé des convulsions dites laryngées à cause des spasmes du larynx qui les produisent.

On arrive donc dans l'éclampsie exactement aux mêmes manifestations que dans l'épilepsie; seulement ces manifestations sont transitoires.

Si les convulsions éclampsiformes ont été regardées comme symptomatiques, chez les enfants, de la rougeole, de la variole ou de la scarlatine, elles ont été, pour les adultes, regardées comme symptomatiques de l'albuminurie.

En traitant donc, messieurs, des scarlatines et des albuminuries, vous ferez attention aux accès convulsifs, que vous ne prendrez pas étourdiment pour de l'épilepsie, et vous verrez qu'après la guérison de l'une et de l'autre de ces maladies, vous n'aurez plus des convulsions que le souvenir.

Bien que je vous aie prévenu de l'identité qui existe constamment entre une attaque d'épilepsie et un accès d'éclampsie, je n'en dois pas moins, et cela pour vous faire éviter une erreur possible de diagnostic, entrer dans quelques considérations à ce sujet. Oui, les convulsions épileptiques et éclampsiques se ressemblent, sont même identiques ; mais vous trouverez toujours dans l'éclampsie une forme particulière et qui devra être pour vous un trait de lumière, c'est la *forme continue*. Je vous ai fait connaître l'épileptique dans l'*état de mal*, et vous n'avez pas oublié ces attaques de dix minutes en dix minutes pendant quelquefois 48 heures ; quand le malade est dans le carus, après chaque crise, les membres sont dans la plus parfaite résolution, et l'on ne trouve pas même l'apparence de la plus légère convulsion épileptiforme. Dans l'éclampsie, et chez les enfants, par exemple, l'accès sera continu, absolument continu. La forme continue dans l'épilepsie est extrêmement rare, et si elle a été signalée, c'est que les convulsions, ayant persisté pendant très longtemps, avaient amené une phlegmasie des méninges ou des désordres pathologiques dans l'encéphale lui-même.

L'éclampsie dégénère quelquefois en véritable épilepsie. Un enfant qui aura montré une tendance trop facile aux accès convulsifs éclampsiformes au début d'une phlegmasie, de la rougeole, de la variole, de la scarlatine ou d'une simple évolution de dents, vient-il à être repris à l'âge de cinq ou six ans, au début d'un mouvement fébrile léger, d'accidents nerveux, lors même que la santé de l'enfant n'aurait en rien souffert dans l'intervalle., soyez sûrs, dans ce cas, que l'épilepsie fait invasion et qu'elle se développe plus franchement après.

Qu'est-ce donc que l'épilepsie ? C'est chose difficile à dire. Les auteurs la rangent parmi les névroses, parmi les états particuliers du système nerveux, où l'anatomie pathologique ne démontre rien ou presque rien. Lorsqu'une femme pour une cause quelconque est soudainement prise d'une attaque d'hystérie, nous savons très bien qu'elle n'a pas une lésion organique de l'encéphale ; tout au plus constatons-nous un mouvement congestif. Dans les pays équatoriaux, lorsque à la suite d'une blessure légère le tétanos enlève les enfants, l'anatomie pathologique ne trouve rien. Lorsque après une importante opération chirurgicale votre malade est pris de ce tremblement tout particulier que vous n'avez pas été sans remarquer, croyez-vous que les plus minutieuses recherches nécroscopiques vous expliqueront la cause de cet état? C'est une erreur. Lorsque nous voyons l'éclampsie s'emparer de jeunes enfants au début d'une phlegmasie quelconque ou d'une fièvre éruptive, nous sommes bien certains qu'une heure avant la production de la crise convulsive il n'existait aucun trouble, aucune lésion appréciable dans le système nerveux ; nous sommes au moins aussi certains que l'éclampsie n'a point laissé de traces après sa disparition. Il y a quelque chose cependant, mais ce *quelque chose* nous ne le connaissons pas.

Quelles sont les conditions de l'épilepsie? Nous avons vu qu'un individu affecté d'anasarque ou d'albuminurie était disposé à l'éclampsie; guérissez l'anasarque ou l'albuminurie, et vous aurez prévenu l'éclampsie. Chez les enfants, après la cure de la variole ou de la scarlatine, que devient l'éclampsie? Elle a disparu. Dans l'épilepsie (où les choses ne se comportent pas malheureusement ainsi), il y a des conditions pathologiques ; les unes sont permanentes, les autres accidentelles. L'épilepsie est une maladie diathésique, l'éclampsie une maladie accidentelle. Voici trois hommes : le premier a la peau très nette; le second n'éprouve aucune douleur dans les articulations ; il n'y a pas chez le troisième la moindre bourrelure à l'anus, et cependant vous dites : Le premier est un dartreux, le second un goutteux, le troisième un hémorrhoïdaire. Vous le dites, parce que vous avez puisé à une source certaine de renseignements, parce que vous connaissez les antécédents de ces trois hommes.

Un quatrième se présente-t-il, c'est un épileptique, vous écriez-vous. C'est qu'en effet l'épilepsie est une maladie diathésique, ce qui n'empêche nullement qu'il ne puisse y avoir dans l'encéphale quelque chose de local qui appelle là la diathèse. Deux individus sont-ils atteints d'une phlegmasie articulaire, celui-ci va guérir parfaitement, tandis que chez celui-là il va survenir une tumeur blanche. Rien de bien étonnant à cela ; le premier est dans des conditions générales excellentes ; dans le second, au contraire, vous trouvez une diathèse strumeuse.

L'épilepsie est une diathèse qui se manifeste par elle-même à l'occasion d'un état particulier que nous ne connaissons pas. Cette diathèse, nous pouvons l'atteindre quand la cause nous est connue. Si les ressources de l'art peuvent s'opposer à la manifestation d'un accès de goutte ou d'une éruption dartreuse, malgré le notable préjudice qui peut en résulter pour les malades, elles luttent avec une puissance au moins égale contre l'épilepsie, puisque dans des cas très heureux elle s'annihile sans que le sujet en souffre.

L'épilepsie a été taxée d'incurabilité. C'était un châtiment de Dieu, *morbus sacer*, contre lequel ne pouvaient rien et la médecine et les médecins. Ce triste pronostic n'est que trop souvent vrai. — Si, en traitant avec le plus grand soin l'état général d'un strumeux, vous empêchez d'aboutir la tumeur blanche qui le menace, croyez-vous que vous ne puissiez pas combattre l'état épileptique en vous en prenant à la lésion locale, en remontant à la cause ? Ecoutez cet exemple : il y a quelques années, je fus consulté par un riche étranger chez lequel un petit nombre d'attaques épileptiques s'étaient déjà produites avant cette fatale soirée où il tomba frappé au milieu des salons de l'ambassade anglaise. Cet homme s'était toujours bien porté, quoique, disait-il, appartenant à une famille *nerveuse*. Il apporta d'abord peu d'attention à sa maladie ; mais, un jour qu'il se promenait à cheval aux Champs-Elysées, il tomba foudroyé. Reconduit chez lui un peu blessé et craignant de voir se renouveler de semblables accidents, il résolut de se faire traiter ; je fus donc consulté. Cet étranger avait éprouvé tous les accidents d'une affection syphilitique fort intense, lorsque deux ans après il souffrit cruellement d'un côté de la tête ; l'épilepsie parut alors pour la première fois. Je crus à l'existence d'une exostose vénérienne intra-crânienne ; je soumis le malade au traitement le plus approprié : il guérit.

Des cures de ce genre sont encore assez nombreuses dans la science (1). Aussi, lorsque vous traiterez des épileptiques chez les-

---

(1) Un fait assez récent et qui confirme en tous points l'opinion de M. le pro-

quels se seront manifestés des accidents du côté des os , ne craignez pas d'administrer l'iodure de potassium. Dans beaucoup de cas la guérison ne se fera pas attendre. Mais , quand la cause de la maladie vous restera cachée, attaquez la névrose par tous les moyens dont dispose la thérapeutique.

Traitement. — La valériane , tant vantée par Tissot , échoue constamment ; il en est de même de l'indigo, du bleu de Prusse, etc. Les sels de cuivre ont peut-être joui d'un peu plus de succès. Un très recommandable médecin , M. Herpin , a prétendu obtenir de bons résultats de l'oxyde de zinc et du valérianate de zinc ; mais Esquirol a tenté ces moyens sans succès et moi-même je n'en ai pas eu plus que mon maître. En 1750, Stork vanta le datura stramonium. En 1796, un médecin suédois mit en honneur les préparations de jusquiame et de belladone. Les pilules de Méglin (extrait de jusquiame, oxyde de zinc et extrait de valériane) furent beaucoup

---

fesseur Trousseau est celui dont j'ai entretenu la Société médico-psychologique et que je viens de publier. Le voici en quelques mots :

Une petite fille de neuf ans, en se promenant dans la campagne , s'amusa à cueillir un bouquet de fleurs des champs ; elle en respira l'odeur parfumée à de fréquentes reprises. Dans les jours qui suivirent, la petite fille fut prise d'une céphalalgie frontale très intense , d'éblouissements , de vertiges. Six semaines après, elle rendit avec le mucus nasal des larves remuant imperceptiblement. Un entomologiste très distingué, M. Brullé, détermina scientifiquement , après une étude faite au microscope, la famille et le genre des insectes qui lui avaient été apportés (chrysomélines, diptères, etc).

L'état de l'enfant ne tarda pas à s'aggraver ; un jour elle tomba dans des convulsions d'une nature si grave qu'elle fut envoyée comme épileptique à l'asile public d'aliénés de la Côte-d'Or, où j'étais alors interne en médecine. Je recueillis des larves et observai de nouveaux accidents épileptiformes. Mon chef de service, M. Dumesnil, n'hésita pas à admettre que des larves avaient pu s'introduire dans les sinus frontaux et qu'elles avaient pu y vivre et s'y développer. Dans cette hypothèse, il fit fumer à la petite fille des cigarettes d'arséniate de soude ; mais il veilla à ce que, après de lentes aspirations , elle rendît la fumée par le nez. Les larves périrent et furent toutes rendues. L'affection convulsive et les accidents de manie aiguë qui se manifestaient après chaque série d'attaques épileptiques cessèrent complétement et ne reparurent plus jamais. Le vieil axiome : *Sublata causa, tollitur effectus ,* exprime donc une bien grande vérité dans l'histoire de l'épilepsie.   H. L. du S.

préconisées. Quelques faits assez probants en établirent la fameuse réputation.

M. de Brène, médecin de la Trappe , trappiste lui-même , et M. Bretonneau entreprirent, il y a vingt-cinq ans, l'un dans le dé-. partement de l'Orne, l'autre dans l'Indre-et-Loire , de patientes recherches sur les résultats fournis par l'administration de la bella-done dans l'épilepsie. Ces confrères, s'appuyant sur des cas apparents de guérison assez concluants , proclamèrent la supériorité de cet agent thérapeutique, mais sa supériorité n'est que *tristement relative.*

Depuis douze ans, j'ai toujours en traitement , tant à Paris que dans les départements, de huit à dix épileptiques. Chez les uns la belladone a complétement échoué ; chez les autres , elle a amené quelques soulagements ; mais il en est, c'est le petit nombre, il est vrai, qui en ont retiré le plus grand avantage.

Le remède n'est rien, la médication est tout; et le mode d'administration principalement a quelque chose de sacramentel. Voici comment je procède : je fais faire des pilules contenant 1 centigramme d'extrait de belladone et 1 centigramme de poudre de belladone ; j'administre une seule de ces pilules pendant le premier mois, et le soir de préférence, à cause des inconvénients produits par le médicament d'abord, et parce que l'épilepsie, comme je vous l'ai dit, est très fréquemment nocturne. Je donne deux pilules à la fois pendant le second mois, trois pilules toujours à la fois pendant le troisième mois. Mais si la belladone est difficilement supportée, je n'augmente plus d'une pilule que tous les soixante jours. Les familles ont le soin de tenir un registre sur lequel les grandes attaques et les vertiges sont rigoureusement indiqués. Si au bout de six mois, de neuf mois, d'un an de traitement, je vois décroître la fréquence, la durée et la force des grandes attaques et des accès simplement vertigineux, j'insiste, et j'insiste bien davantage sur la belladone, car je *tiens* la maladie. Lorsque mon malade est sans attaques pendant un an ou dix-huit mois, et que la belladone d'ailleurs est péniblement tolérée, je lâche un peu prise et suspends le traitement pendant trente, quarante ou cinquante jours, mais je ne manque jamais d'y revenir.

En procédant ainsi, messieurs, vous modérerez l'épilepsie dans un grand nombre de cas ; mais je dois cependant vous prévenir que dans beaucoup d'autres vous n'obtiendrez rien, ou fort peu de chose. Depuis douze ans, j'ai par cette méthode traité 150 malades, et sur ce nombre j'en ai guéri 20. Mais ne rechuteront-ils pas ?

Paris. — Typographie de Henri Plon, imprimeur de l'Empereur, rue Garancière, 8.

www.ingramcontent.com/pod-product-compliance
Lightning Source LLC
LaVergne TN
LVHW050231180726
843501LV00013BB/3757